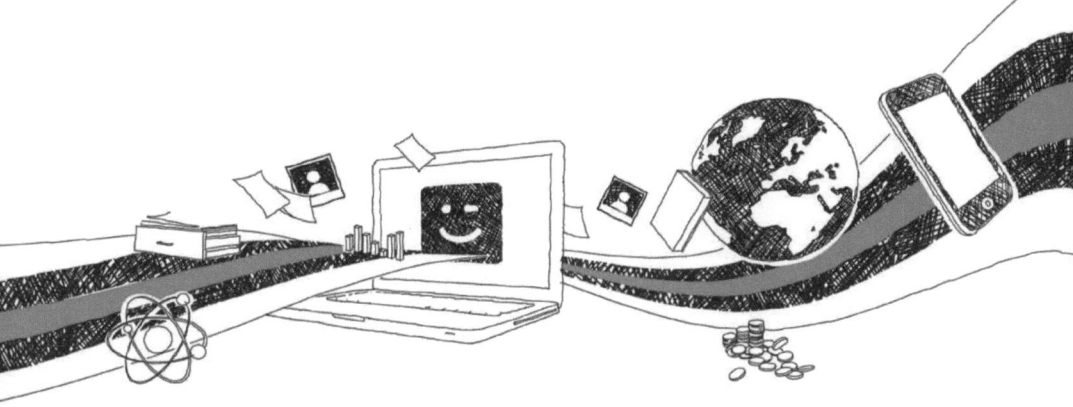
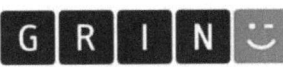

Planung einer Mitarbeiterbefragung

Befragung auf einer Intensivstation

Sven Kotzbach

GRIN ☺

Bibliografische Information der Deutschen Nationalbibliothek:

Die Deutsche Nationalbibliothek verzeichnet diese Publikation in der Deutschen Nationalbibliografie; detaillierte bibliografische Daten sind im Internet über http://dnb.d-nb.de abrufbar.

ISBN: 9783346356444
Dieses Buch ist auch als E-Book erhältlich.

Druck und Bindung: Books on Demand GmbH, Norderstedt Germany
Gedruckt auf säurefreiem Papier aus verantwortungsvollen Quellen

Das vorliegende Werk wurde sorgfältig erarbeitet. Dennoch übernehmen Autoren und Verlag für die Richtigkeit von Angaben, Hinweisen, Links und Ratschlägen sowie eventuelle Druckfehler keine Haftung.

Das Buch bei GRIN: https://www.grin.com/document/981263

Inhalt

Abbildungs- und Tabellenverzeichnis.. 2

Anhangsverzeichnis.. 2

Abkürzungsverzeichnis.. 2

1. Verbesserung der Mitarbeiterzufriedenheit durch Befragung der Mitarbeiter 3

    1.1 Warum Projektmanagement.. 4

2. Start und Auftrag des Projekts 5

    2.1. Von der Problemlage zum Projekt 5

    2.2 Zusammensetzung des Projektteams 5

    2.3 Beginn des Projektes 6

    2.4 Auftrag und Ziel des Projektes 6

    2.5 Risiko und Ressourcen des Projekts 8

3. Planung und Analyse des Projekts 8

    3.1 Herausforderungen und Analyse der Ist-Situation 8

    3.2 Planung des Projekts 9

    3.3 Kosten, Risiko und Kapazitäten 10

4. Umsetzung und Abschluss des Projekts 11

    4.1 Fragebogenerstellung 11

    4.2 Die Umsetzung und Auswertung der Befragungsbögen 12

    4.3 Nach dem Projekt ist vor dem Projekt (Projektende) 13

5. Projektevaluation 14

6. Fazit 15

Literaturverzeichnis:... 16

Anhang 1 18

Anhang 2: Fragebogen 19

Abbildungs- und Tabellenverzeichnis
Tab. 1: Kritische Projekt Erfolgsfaktoren (vgl. Studienbrief 1, FUE, S. 11)

Tab. 2: SWOT-Analyse (vgl. Stöger 2004, S. 75)

Anhangsverzeichnis
Anhang 1   Gantt Projektplanung

Anhang 2   Fragebogen (vgl. XXX Kliniken)

Abkürzungsverzeichnis
QM Qualitätsmanagement

1. Verbesserung der Mitarbeiterzufriedenheit durch Befragung der Mitarbeiter

Eine Befragung der Mitarbeiter dient als eine Art Diagnoseinstrument, um mögliche Schwachstellen aufzudecken, die die Leistungsfähigkeit eines Unternehmens, oder wie im vorliegenden Fall, einer Abteilung beeinträchtigen (vgl. GEVA Institut, 2020).

Es ist Sinnvoll die Mitarbeiter zu befragen, da diese Einerseits am alltäglichen Arbeitsablauf beteiligt sind, andererseits wird deren Wissen hinsichtlich der Ursachen und potentieller Lösungen oft unterschätzt (vgl. GEVA Institut, 2020).

Die Befragung der Mitarbeiter dient weiterhin dem Informationsgewinn, aber auch, dass die interne Kommunikation verstärkt wird. Eine Befragung der Mitarbeiter sollte immer den Anfang für einen Veränderungsprozess bilden. Ziel ist die Verbesserung von Prozessen und Strukturen im Anschluss der Befragung basierend auf den durch die Befragung gewonnenen Ergebnisse (vgl. GEVA Institut, 2020).

Unter den Mitarbeitern auf der Intensivstation kommt es immer häufiger zu Konfliktsituationen. Durch in den letzten drei Jahren wechselnde Führungskräfte und den hohen Krankenstand kommt es vermehrt zu Frustrationen über mangelnde Führungsqualität und hohe Arbeitsbelastungen. Der Ausbau der Station unter der gleichen Besetzung sorgt ebenfalls für eine erhöhte Arbeitsbelastung und für zusätzliche Unsicherheit.

Innerhalb des Kollegiums herrscht große Unruhe weshalb die Mitarbeiter oftmals gereizt sind. In der Annahme, dass eine Bearbeitung der vorhandenen Überlastungsanzeigen gar nicht oder zu spät erfolgt, werden diese nur selten von den Mitarbeitern genutzt. Daraus resultiert eine sogenannte Kettenreaktion zwischen dem Führungspersonal und den Mitarbeitern. Fehlende Kommunikation was zu ungelösten Problemen führt verschlechtern die Situation und können zu Konflikten führen.

Werden Probleme nicht klar angesprochen ist eine Verbesserung der vorliegenden Situation nicht möglich. Die Probleme werden von den Mitarbeitern nicht an das Führungspersonal gemeldet, weshalb diese nicht Zeitnah und Zielorientiert gelöst werden. Umgekehrt werden die Mitarbeiter von der Führung zu wenig informiert, wodurch die Mitarbeiter sich nicht ernst- und wahrgenommen fühlen.

Durch das Beispiel: Befragung der Mitarbeiter, in der Abteilung, der Intensivstation sollen relevante Bestandteile des Projektmanagements herauskristallisiert werden, unter der Fragestellung: Wie ist ein Projekt aufgebaut, wie wird ein Projekt praktisch umgesetzt und war das Projekt erfolgreich?

1.1 Warum Projektmanagement

Im Projektmanagement werden zentrale Arbeitsschritte festgelegt und die dafür notwendigen Maßnahmen bestimmt. Hierbei wird oftmals schnell deutlich, dass Projektarbeiten eine förderliche Umgebung brauchen. Ebenfalls sind Absprachen zum Grad der Entscheidungskompetenz eines Projektes notwendig.

Es werden regelmäßig zur Analyse der Ursachen von gescheiterten Projekten Studien in Auftrag gegeben. Die Ergebnisse zeigen deutlich, dass der Misserfolg mit Hilfe eines strukturierten Projektmanagements nicht eingetreten, oder nur geringfügig eingetreten wäre. Projektmanagement, dass Kompetent eingesetzt wird, wirkt sich positiv auf den Erfolg eines Projektes aus (vgl. Studienbrief 1, FUE, 2020 S. 10).

In einer vergleichenden Studie haben Nasir und Sahibuddin (2011) sogenannte kritische Erfolgsfaktoren herauskristallisieren können. In der nachfolgenden Tabelle sind die zehn wichtigsten Erfolgsfaktoren für Projekte aufgelistet.

Nr.	Kritische Erfolgsfaktoren für Projekte
1	klare Requirements[4] und Spezifikationen
2	klare Grundsätze und Ziele
3	realistischer Zeitplan
4	effektive Projektmanagement Skills/-methoden (ProjektleiterInnen)
5	Topmanagementunterstützung
6	User-/Kundeneinbindung
7	effektive Kommunikation und Rückmeldungen
8	realistisches Budget
9	gut ausgebildetes und ausreichend Personal
10	festgelegte und vereinbarte Requirements

Tabelle 1: Kritische Erfolgsfaktoren für Projekte (vgl. Studienbrief 1, FUE, S. 11).

Aus den 10 Erfolgsfaktoren wird ersichtlich, dass Projekte erfolgreich sind, wenn es zur konsequenten Anwendung von Projektmanagement kommt. Betont sei, dass es im Projektmanagement nicht um die reine Anwendung einer Methodik oder das Ausfüllen von Formblättern geht, sondern um die Kompetenz Projekte führen und steuern zu können (vgl. Studienbrief 1, FUE, S. 11)

2. Start und Auftrag des Projekts
2.1. Von der Problemlage zum Projekt
In einem Teammeeting wurde auf eine Befragung der Mitarbeiter, der Intensivstation, hingewiesen. Im Teammeeting sind der Pflegedienstleiter, der QM-Beauftragte und der Leiter der Intensivstation anwesend. Aufgrund der vorliegenden Problematik kam dabei der Gedanke, einen bereits bestehenden Fragebogen, für Patienten/Kundenzufriedenheit, als Umfrage für die Mitarbeiter umzugestalten.

„Kundenorientierung beginnt im Unternehmen selbst - bei den eigenen Mitarbeitern, den unternehmens-internen Kunden. Innerhalb einer Organisation leben die Mitarbeiter in einer ständigen Kunden-Lieferanten-Beziehung. Die Beachtung und Pflege dieser bildet die Basis für Erfolg bei den externen Kunden." (vgl. Mikulcik 2020).

Folglich ist für die Zufriedenheit der Patienten/Kunden die Mitarbeiterzufriedenheit Voraussetzung. Mit dem Optimismus, dass die Befragung zu guten Ergebnissen führt soll das Projekt umgesetzt werden.

2.2 Zusammensetzung des Projektteams
Eine Sammlung aus Personen die für ein gemeinsames Ziel zusammenarbeiten, wird als Projektteam bezeichnet (vgl. inloox.de, 2020, Projektteam).

Wie groß soll dieses Projektteam sein? Für eine optimale Handlungsfähigkeit sollte die Obergrenze von maximal sieben Mitgliedern nicht überschritten werden (vgl. Projektmanagementhandbuch.de, 2020)

Bei der Befragung der Mitarbeiter wird empfohlen die betroffene Kernabteilung, die Unternehmensleitung und die Mitarbeiter der Personalführung hinzuzuziehen. Genauso wichtig ist es Frühzeitig den Personalrat und den Datenschutzbeauftragten mit einzubeziehen. Was den Leiter des Projektes betrifft, sollte sich dieser im Unternehmen bestens auskennen und die Organisationsstrukturen sollten Ihm geläufig sein (vgl. GEVA Institut 2020).

Es wurde entschieden das, dass Team nur aus drei Personen bestehen wird. Zum einen der Projektleiter und zwei weitere Mitglieder. Dabei fiel die Wahl auf den

Leiter der Intensivstation als Projektleiter und bei den beiden anderen Mitgliedern fiel die Wahl auf den Pflegedienstleiter und QM-Beauftragten. Dies benötigt keine umfangreichen Gruppensitzungen, wodurch wiederum der Budgetaufwand gering gehalten wird. Ebenso wird die Projektgestaltung flexibel gehalten und kann im alltäglichen Betrieb umgesetzt werden.

2.3 Beginn des Projektes

Wenn die beteiligten die für das Projekt zuständig sind, erstmalig zusammenkommen und die wesentlichen Merkmale des Projektes den Projektleiter vorgestellt werden, ist dies die sogenannte Kick-Off-Sitzung (vgl. GPM 2011, S. 713; Patzack, Rattay 2009, S. 595). Bei internen Projekten wird das Projekt oft parallel zu den alltäglichen Routineaufgaben vorangetrieben (vgl. Studienbrief 1, 2020, FUE, S. 14).

In diesem Fall wird das Projekt in den alltäglichen Routineaufgaben integriert.

2.4 Auftrag und Ziel des Projektes

Damit das Projekt funktioniert sind eindeutige Ziele die erreicht werden sollen die wichtigste Voraussetzung. Das Projektziel wird zu Beginn eines Projektes festgehalten. Zu Beginn liegt oft nur eine Problematik vor und noch kein klares Ziel des Projektes (vgl. Stöger 2004, S. 27).

Nun muss das Problem konkretisiert werden. Eine Befragung der Mitarbeiter allein wird deren Zufriedenheit nicht erhöhen. Somit werden neben dem Hauptziel (Befragung der Mitarbeiter), durch das Projekt auch weitere Ziele verfolgt. Zur Erreichung der Projektergebnisse müssen Ziele quantifizierbar und damit messbar beschrieben werden. Dafür hat sich die sogenannte SMART-Formel bewährt: Spezifisch, Messbar, Akzeptabel, Realistisch und terminiert (vgl. GPM 2011, S. 102).

Primäres Ziel der Durchführung der Befragung der Mitarbeiter ist damit der Informationsgewinn und am Ende des Projekts werden aus den Ergebnissen Konsequenzen abgeleitet.

Als weitere Ziele lassen sich folgende Aspekte nennen:

- die Ist-Situation ermitteln

- erkennen von Problembereichen

- identifizieren von Veränderungsblockaden

- Stärken der Mitarbeiter erkennen

- etablieren einer Feedbackkultur

- Die Mitarbeiter für wichtige Veränderungen gewinnen

- Wertschätzung zeigen

- Mitarbeiter einbeziehen und die Identifizierung zum Unternehmen fördern (vgl. Prof. Dr. Daniela Eisele-Wijnbergen & Heike Gorges 2020)

Der Projektauftrag wird vom Geschäftsführer unterschrieben und einen Tag später an den Leiter der Intensivstation weitergeleitet.

Für die Planung und Durchführung eines Projektes ist der Projektauftrag die Voraussetzung. Genaue Anweisungen sollen darin dokumentiert sein (vgl. Stöger 2004, S.47).

Folgende Punkte wurden im Projektauftrag schriftlich festgehalten, über welche der Projektleiter (Leiter der Intensivstation) in Kenntnis gesetzt wurde:

- Titel des Projektes

- Die Zusammensetzung des Projektteams

- Randbedingungen die beachtet werden müssen

- Weitere Meilensteine/Termine

- Anfangs- und Enddatum

- Weitere Ressourcen

- Budget/Kostenplanung

- Leitung des Projektes

- Ergebniserwartung

- Ziel/Ziele des Projektes

- Ausgangslage

2.5 Risiko und Ressourcen des Projekts

Aufgrund ihrer Neuheit und Komplexität sind Projekte in ihrem Verlauf schwer einzuschätzen und können somit zu Unsicherheiten führen und damit zu einem Risiko für das Projekt werden (vgl. mediencommunity.de, 2020, Projektmanagement).

Die personellen und finanziellen Risiken des Projektes, Befragung der Mitarbeiter, sind als gering einzuschätzen. Die personellen Kosten sind überschaubar, da das Projektteam nur aus drei Mitarbeitern besteht, der Projektleitung (Leiter der Intensivstation), den Pflegedienstleiter und den QM-Beauftragten. Die Umfragebögen werden mit dem Drucker auf der Station gedruckt, daher sind die Kosten des Materialbedarfs ebenso als nicht verheerend zu betrachten. Die Kosten werden aus dem laufenden Betrieb gestellt und müssen somit nicht separat aufgeführt werden.

Mit der Teilnahme der Mitarbeiter an der Umfrage verhält es sich anders. Dieses Risiko ist unvorhersehbar, denn jeder Mitarbeiter ist mit seiner Persönlichkeit, individuell und damit nicht zu steuern. Ebenfalls ist das Ausfüllen des Fragebogens freiwillig und nicht verpflichtend. Um den entgegen zu wirken sollen diesbezüglich vorab Informationen an die Mitarbeiter, im Rahmen eines Meetings, zusammen mit den Projektleiter, den Pflegedienstleiter und den QM-Beauftragten, herausgegeben werden.

3. Planung und Analyse des Projekts

3.1 Herausforderungen und Analyse der Ist-Situation

Zunächst werden alle Aspekte bei der Situationsanalyse, welche die Ausgangslage beschreiben, konzipiert. Die Fragestellung dazu lautet: Was bedeutet das für unser Projekt? Es geht dabei um die Schlussfolgerungen und Erkenntnisse aus den einzelnen Faktoren. Konkrete Maßnahmen werden daraus abgeleitet. In die Projektplanung sind Maßnahmen und Themenspeicher mit einzubeziehen (vgl. Stöger 2004, S. 71).

Mit Hilfe der SWOT können stärken ausgebaut, schwächen minimiert, Chancen genutzt und Bedrohungen identifiziert werden. SWOT Bedeutet: strenghts – Stärken, weaknesses – Schwächen, opportunities – Chancen und treats – Gefahren und begleitet das gesamte Projekt. (vgl. projekte-leicht-gemacht.de, 2020, Methoden erklärt).

Die SWOT-Analyse wurde in vereinfachter Form erstellt. Die Felder wurden entsprechend ausgefüllt.

Stärken - strenghts	Schwächen - weaknesses
- Bereitschaft für Veränderungen - Führungskraft die Wert auf Mitarbeitermeinung legt	- Misstrauen gegen QM - Unsicherheit bei häufigem Führungswechsel - Nicht alle Mitarbeiter arbeiten am PC - Mangelnde Kommunikation zwischen Führung und Mitarbeiter
Chancen - opportunities	**Gefahren - threats**
- Verbesserung des Organisatorischen Ablaufs - Mitarbeiter werden in den Strukturierungsprozess einbezogen/ neue Ideen - Verbesserung des Qualitätssystems	- Anonymität nicht gewahrt - Ablehnung durch Personalrat - Ablehnung durch Mitarbeiter
Herausforderung für das Projekt (Themenspeicher) - Anonyme Befragung erstellen, auf mehreren Kanälen - Mitarbeiter von der Sinnhaftigkeit überzeugen - Umfrage umfassend erstellen - Möglichkeiten zur Verbesserung schaffen	

Tab. 2: SWOT-Analyse nach Stöger (vgl. Stöger 2004, S. 75)

3.2 Planung des Projekts
Folgende fünf Schritte sind bei der Planung eines Projekts nötig:

- Projektstrukturplan (PSP)

- Definition der Arbeitspakete

- Ablauf- und Terminplanung werden erstellt

- Ressourcenplanung und

- Kostenplanung (Studienbrief 2, 2020, FUE, S. 8).

„Der Projektstrukturplan ist die vollständige Darstellung aller Elemente eines Projektes und ihrer Beziehungen. Dabei werden die Elemente hierarchisch gegliedert, so dass eine Baumstruktur entsteht. Der PSP beinhaltet keine zeitliche Aussage über die Abarbeitung des Projektes, sondern gibt lediglich die Strukturierung wieder. Der PSP wird auch als WBS (Work Breakdown Structure) bezeichnet" (vgl. Andrea Windolph & Dr. Alexander Blumenau, 2020, Projekte-leicht-gemacht.de, Der Projektstrukturplan).

In welchen Rahmen die Befragung der Mitarbeiter durchgeführt werden soll und was gefragt werden soll, wurde sich in einer gemeinsamen Sitzung mittels Brainwriting, mit der sogenannten 635 Methode beraten. Dabei sollen alle Teilnehmer drei Ideen innerhalb von fünf Minuten aufschreiben und dann Ihre Ideen im Kreis weiterreichen, bis jeder Teilnehmer jedes Blatt gehabt hat (vgl. Nöllke 2010, S. 56ff). Alle zusammengetragenen Ideen wurden protokolliert. Mit Hilfe der Multi-Karten-Technik versuchte man einzelne Aufgaben herauszukristallisieren, welche im Anschluss in eine sinnvolle Reihenfolge gebracht werden sollten.

„Die Multi-Karten-Technik ist ein Verfahren zur gemeinsamen und mehrheitlichen Analyse und Lösung von Projektaufgaben." (vgl. Olfert 2010, S. 182).

Man überlegte gemeinsam einen sinnvollen zeitlichen Ablauf, nachdem alle Aufgaben in einzelne Arbeitspakete untergliedert wurden. Die Dauer der einzelnen Tätigkeiten musste hierfür abgeschätzt werden. Die Tätigkeiten wurden nach ihrem zeitlichen Rahmen berücksichtigt, mit Hilfe des vorher grob erstellten Ablaufplanes. In einer Gantt Chart lässt sich das Ergebnis gut darstellen (Anlage 1: Gantt Chart). Gleichzeitig dient dieser als Meilensteinplan. Die Meilensteine wurden gesondert markiert.

Meilensteine können Ereignisse sein, an denen etwas begonnen, abgeschlossen, oder über weitere Vorgehensweisen entschieden wird (vgl. Andrea Windolph & Dr. Alexander Blumenau, 2020, Projekte-leicht-gemacht.de).

3.3 Kosten, Risiko und Kapazitäten

Der Einsatz von benötigten Mitteln wird für ein Projekt in einem Ressourcenplan geplant, kontrolliert und gesteuert. In der Regel genügen grobe Ressourcenpläne, unabhängig davon wie Umfangreich das Projekt ist (vgl. Stöger 2004, S. 79).

Ressourcen können sein:

- Materialeinsatz und Kostenaufwand

- Finanzielle Mittel

- Personaleinsatz und Kosten

- Nebenkosten des Projektes

Bei einer Befragung der Mitarbeiter sind die eingesetzten Ressourcen überschaubar. Der Personaleinsatz ist am Kostenintensivsten. Um diesen gering zu halten wurden für die Bearbeitung nur drei Personen beauftragt. Es fallen keine Kosten für Überstunden an, da es sich seitens der Geschäftsführung für den Projektleiter, den Pflegedienstleiter und den QM-Beauftragten ermöglichen lässt, jeden Tag, eine Stunde der regulären Zeit für das Projekt investieren zu dürfen.

Für Material und Büroausstattung entstehen ebenfalls keine zusätzlichen Kosten, da diese unter laufende Betriebskosten verbucht werden. Demnach sind größere Sonderausgaben nicht einzukalkulieren.

Bei den bereits geschätzten Risiken entstehen keine weiteren Kosten, daher ist eine Risikokalkulierung nicht nötig.

4. Umsetzung und Abschluss des Projekts

Von den Leiter der Intensivstation, den Pflegedienstleiter und den QM-Beauftragten wird die Bearbeitung der Arbeitspakete gerne übernommen, da es auch in ihrem Sinne ist, dass sich die Stimmungslage unter den Mitarbeitern bessert. Ein stressfreies Arbeitsumfeld wird durch einen großzügig bemessenen Zeitplan gewährleistet. Die Team Meetings finden regelmäßig, alle zwei Wochen statt und zusätzlich nach Erreichung eines neuen Abschnitts des Projektes.

Für das weiterleiten von Informationen an die betreffenden Stellen ist der Projektleiter zuständig und für die Erstellung des Fragebogens und dessen einpflegen in das QM-System ist der Pflegedienstleiter und der QM-Beauftragte zuständig.

4.1 Fragebogenerstellung

Nun muss überlegt werden in welchen Umfang und Schwerpunkten die Befragung durchgeführt werden soll.

Der Aufbau der Befragung der Mitarbeiter umfasst im Wesentlichen die Entwicklung des Befragungsbogens und die Wahl der Befragungsmethode. Der Grundstein für die späteren Prozesse wird bereits durch die Befragung gelegt (vgl. GEVA-Institut 2016).

Nun stellen sich folgende drei Fragen:

1. Wie die Befragung durchgeführt werden soll? Die Umfrage soll anonym sein, weshalb sich für die schriftliche Befragung entschieden wird. Den Mitarbeitern soll der Befragungsbogen in die persönlichen Mitarbeiterfächern gelegt werden. Aufgrund von bedenken, dass die Handschrift erkannt wird, wurde um die Anonymität zu wahren, die Möglichkeit geschaffen den Fragebogen am PC ausfüllen zu können.

2. Wer soll befragt werden? Alle Vollzeit und Teilzeit-Mitarbeiter der Intensivstation sollen befragt werden, jedoch nicht die 450,- angestellten. Begründung: Von den Voll- und Teilzeit beschäftigten wird die Hauptarbeitsbelastung getragen. Außerdem sind diese fast täglich am Arbeitsplatz und können die Arbeitssituation am besten beurteilen. Des weiteren sind lediglich zwei Mitarbeiter auf 450,- angestellt und machen somit nur einen sehr geringen Prozentsatz aus.

3. Was soll gefragt werden? Durch die Ideen die aus der 635 Methode entstanden, konnte diese Frage geklärt werden. Daraus entsprang der Befragungsbogen (siehe Anlage 2, 2020).

Anschließend wird der Fragebogen durch den Geschäftsführer, den Projektleiter, den Pflegedienstleiter und dem QM-Beauftragten Freigegeben. Danach wird der Bogen in das Online-QM-System eingepflegt, damit der in der Klinik transparent abgerufen werden kann.

4.2 Die Umsetzung und Auswertung der Befragungsbögen

Die Befragungsbögen wurden am 01.05 in den Mitarbeiterfächern gelegt. Es wurden 44 Fragebögen an 44 Voll- und Teilzeit Mitarbeitern verteilt und sollten bis zum 01.06 ausgefüllt werden. (vgl. siehe Anlage 2, 2020).

Am 02.06 wurden die Fragebögen eingesammelt, dessen Antworten erfasst und ausgewertet. 96% haben den Fragebogen beantwortet, was als repräsentativ eingeschätzt wurde. Nachdem den Geschäftsführer die Ergebnisse präsentiert wurden, wurde danach ein Meeting mit den Mitarbeitern einberufen um auch Ihnen die Ergebnisse mitzuteilen.

Da dies die erste Befragung auf einer Intensivstation in den XXX Kliniken war (laut Aussage der Geschäftsführung), ist ein Vergleich zu vorigen Befragungen nicht möglich. Auch zu anderen Kliniken ist kein direkter Vergleich möglich, da die Fragen von Klinik zu Klinik und von Station zu Station variieren können.

4.3 Nach dem Projekt ist vor dem Projekt (Projektende)

Ist das Ziel erreicht, oder kommt es zum Abbruch oder zum Abschluss des letzten Arbeitsschrittes, spricht man vom Ende des Projektes. Ob dieses mit Misserfolg oder mit Erfolg endet spielt hierbei keine Rolle (vgl. Olfert 2010, S.24).

Vier Aufgaben sind für den Projektleiter nach dem Projekt noch anzugehen:

- Projektwirtschaftlichkeit

- Dokumentation des Projektes

- Post Implementation Review

- Projektreferenz (vgl. projektassistenz-blog.de, 2020, Aufgaben-projektleiter)

5. Projektevaluation

„Die Evaluation eines Projektes ermöglicht es, Abstand zu nehmen, Ideen zu optimieren, Entscheidungen zu treffen und wenn nötig das Projekt neu auf die ursprünglich gesetzten Ziele und Kriterien auszurichten. Dank der Evaluation können Relevanz, Nachhaltigkeit und Effizienz des Projekts festgestellt werden (vgl. Pezzati, M. 2020).

Diese abschließende Evaluation dient zur Überprüfung ob das Projekt ein Misserfolg oder ein Erfolg war. Hierbei werden die Ergebnisse mit den zu Beginn formulierten Zielen und Erwartungen des Projektes verglichen. Die abschließende Evaluation wird schriftlich in einen Abschlussbericht festgehalten. Ebenso wird besprochen und protokolliert, ob die Ergebnisse des Projektes eine Weiterverwendung haben werden.

Oftmals bedarf es keiner langwierigen Umstrukturierung von Prozessen, sondern es reichen oft kleine Veränderungen aus. Zum Beispiel eine regelmäßige Teamsitzung um mögliche Frustrationen schnell entgegenwirken zu können. Erste positive Veränderungen können somit direkt nach der Befragung erzielt werden.

Der Ablauf des Projektes sollte bei der Evaluation überprüft werden. Wichtig ist, dass nicht nur die Ergebnisse des Projektes relevant sind, sondern auch die Umsetzung sollte von Interesse sein. Ebenfalls sollte überprüft werden ob das Vorgehen Sinnvoll und angemessen war. Daraus können sich Optimierungsmöglichkeiten für nachfolgende Projekte ergeben.

Um Abläufe in künftigen Projekten zu verbessern sollten die Empfehlungen für eine Optimierung schriftlich festgehalten werden.

Eine Optimierung des Projektablaufes ist im vorliegenden Projekt nicht notwendig. Zur Erstellung und Bearbeitung der Fragebögen war ein Team aus drei Leuten ausreichend.

6. Fazit

Der Dialog zu den Mitarbeitern ist nach erfolgter Befragung eröffnet. Konkrete Maßnahmen zur Verbesserung werden dadurch erwartet. Es sollte nie nur eine Befragung der Mitarbeiter erfolgen, sondern immer der Beginn eines Entwicklungsprozesses sein (vgl. GEVA Institut 2016).

Durch eine regelmäßige Befragung könnten sich potenzielle Konflikte erkennen lassen und Situationen wie es auf der Intensivstation der Fall war vermeiden lassen. Außerdem ist ein Qualitätsvergleich möglich. Weiterhin führt dies zur Integration der Mitarbeiter in den Gestaltungsprozess und eine Annahme von Veränderungsprozessen wird erleichtert.

Die Mitarbeiter stellen einen Schlüsselfaktor für den Erfolg eines Unternehmens dar (vgl. Jacob 2020). Für den Erfolg eines Projektes gilt das Gleiche. Ohne eine sinnvolle Planung, einer effizienten Ausführung und das Engagement des Projektteams ist der Erfolg eines Projektes fraglich.

Insgesamt wurden 96% der ausgehändigten Fragebögen beantwortet. Somit kann festgehalten werden, dass das Projekt ein Erfolg darstellt. Dieser Prozentsatz lässt darauf schließen, dass die Befragung und somit das Projekt angenommen wurde.

Literaturverzeichnis:

- Andrea Windolph & Dr. Alexander Blumenau, Projekte-leicht-gemacht.de, Der Projektstrukturplan. URL: https://projekte-leicht-gemacht.de/blog/pm-methoden-erklaert/der-projektstrukturplan-teil-1-nutzen-aufbau-vorlage/

- Andrea Windolph & Dr. Alexander Blumenau, Projekte-leicht-gemacht.de, (2020), Was sind eigentlich Meilensteine? URL: https://projekte-leicht-gemacht.de/blog/definitionen/definition-meilensteine/

- Andrea Windolph & Dr. Alexander Blumenau, Projekte-leicht-gemacht.de, (2020), Methoden erklärt, URL: https://projekte-leicht-gemacht.de/blog/pm-methoden-erklaert/nicht-nur-fuer-strategen-die-swot-analyse/

- GEVA-Institut (2020): Mitarbeiterbefragung.de. URL: https://www.mitarbeiterbefragungen.de/mitarbeiterbefragung-ziele-definieren

- GEVA-Institut (2020): Mitarbeiterbefragung.de. URL: https://www.mitarbeiterbefragungen.de/mitarbeiterbefragung-projektteam

- GPM (2011) (Hrsg.): Kompetenzbasiertes Projektmanagement (PM3): Handbuch für die Projektarbeit, Qualifizierung und Zertifizierung auf Basis der IPMA-Competence Baseline Version 3.0. 5. Aufl., Nürnberg: GPM Deutsche Gesellschaft für Projektmanagement

- Hamburger Fernhochschule (2020), Anne Hoffmann, Management im Gesundheitswesen, Studienbrief 2, FUE, Phasen des Projektmanagements

- Hamburger Fernhochschule (2020), Prof. Dr. Wolfgang Becker & Anne Hoffmann, Management im Gesundheitswesen, Studienbrief 1, FUE, Grundlagen und Gestaltungselemente des Projektmanagements

- Jacob, T. (2020): Das wichtigste Gut im Unternehmen. URL: http://www.mitarbeiter.org

- Inloox.de, 2020, Projektteam. URL: https://www.inloox.de/projektmanagement-glossar/projektteam/

- Mediencommunity.de, 2020, URL: https://mediencommunity.de/system/files/wbts/projektmanagement/le02/35_projektrisiken.html

- Mikulcik, H. (2020): Domendos Consulting. Interne Kundenorientierung. URL: https://dieprojektmanager.com/interne-kundenorientierung/

- Nöllke, M. (2010): Kreativitätstechniken. TaschenGuide Nr. 9. 6. Auflage, Freiburg, Br. (u.a): Haufe

- Olfert, K. (2010): Kompakt-Training Praktische Betriebswirtschaft. Projektmanagement, 7. verbesserte Auflage. Herne: NWB Verlag GmbH & Co.KG 24

- Pezzati, M. (2020): Eidgenössisches Büro für die Gleichstellung von Menschen mit Behinderungen. Leitfaden für die Projektevaluation. URL: https://www.bne-brandenburg.de/materialien/2015_leitfaden_projektevaluation.pdf

- Prof. Dr. Daniela Eisele-Wijnbergen & Heike Gorges (2020), URL: https://www.haufe.de/steuern/haufe-steuer-office-excellence/mitarbeiterbefragungen-konzipieren-und-erfolgreich-umsetzen_idesk_PI25844_HI1120102.html

- Projektassistenz.de, (2020), Aufgaben-Projektleiter-Projektende, URL: https://www.projektassistenz-blog.de/aufgaben-projektleiter-projektende/?cn-reloaded=1

- Projektmanagementhandbuch.de (2020) URL: https://www.projektmanagementhandbuch.de/handbuch/projektinitiierung/das-projektteam/

- Stöger, R. (2004): Wirksames Projektmanagement. Mit Projekten zu Ergebnissen. Stuttgart: Schäffer-Poeschel Verlag

Gantt - Projektplanung - Anhang 1

Projektleiter: Stationsleitung Intensivstation

Zeiträume sind in Wochen dargestellt / Das Projekt lief über einen Zeitraum von 28 Wochen

% abgeschlossen

AKTIVITÄT	START	Ende	DAUER	PROZENT ABGESCHLOSSEN N
1. Projektplanung	1	4	4	100%
1.1 Projekt controlling	2	28	27	100%
1.2 Projekt koordination	3	20	18	100%
1.3 Projekt dokumentation	1	28	28	100%
Meilenstein: Projektziele erreicht	26	26	0	100%
1.4 Projektabschluss	25	28	4	100%
2. Klärung der IST-Analyse	1	4	4	100%
Meilenstein: Analyse abgeschlossen	4	4	0	100%
3. PSP erstellen	5	8	4	100%
3.1 Kosten-Ressourcenplanung	6	8	3	100%
3.2 Informieren der Mitarbeiter	9	9	1	100%
3.3 Informieren Datenschutzbeauftragter	9	9	1	100%
Meilenstein: Projektplanung abgeschlossen	9	9	0	100%
4. Befragungsbogen erstellen	10	11	2	100%
4.1 Freigabe durch Projektleiter	12	12	1	100%
4.2 Freigabe Qualitätsbeauftragter	13	13	1	100%
4.3 Freigabe Geschäftsführer	14	14	1	100%
4.4 Fragebogen im QM-System integrieren	14	15	2	100%
Meilenstein: Fragebogen erstellen abgeschlossen	15	15	0	100%
5. Austeilen der Fragebogen	16	16	1	100%
5.1 Rücklauftermin	17	19	3	100%
Meilenstein: Rücklauf abgeschlossen	19	19	0	100%
6. Erfassen der Antworten	20	22	3	100%
6.1 Analyse der Antworten	23	24	2	100%
6.2 Ergebnispräsentation Geschäftsführer	25	26	2	100%
6.3 Ergebnispräsentation Mitarbeiter	27	28	2	100%
Meilenstein: Auswertung abgeschlossen	24	24	0	100%

Befragung der Mitarbeiter

Intensivstation

2020

Stand: 01.05.2020

Zu Qualitätszwecken führt die XXX Kliniken eine Befragung der Mitarbeiter durch. Diese ist freiwillig.

Name_____(freiwillige Angabe)

1. Wie würden Sie unsere Intensivstation im Allgemeinen bewerten?
☐ sehr gut   ☐ gut   ☐ befriedigend   ☐ ausreichend   ☐ mangelhaft   ☐ schlecht

2. Was finden Sie auf unserer Intensivstation gut?

_____

_____

_____

3. Was finden Sie nicht so gut?

_____
_____
_____

4. Was würden Sie ändern wollen?

_____
_____
_____

5. Wie stufen Sie das Arbeitsklima ein und wie könnte dieses verbessert werden?

☐ sehr gut ☐ gut ☐ befriedigend ☐ ausreichend ☐ mangelhaft ☐ schlecht

_____
_____
_____

6. Was würden Sie an der Struktur verbessern?

_____
_____
_____

7. Wie stufen Sie unsere Aufgabenbereiche ein und was könnte verbessert werden?

☐ sehr gut ☐ gut ☐ befriedigend ☐ ausreichend ☐ mangelhaft ☐ schlecht

_____
_____
_____

8. Qualitätsmanagement

☐ sehr gut ☐ gut ☐ befriedigend ☐ ausreichend ☐ mangelhaft ☐ schlecht

_____

_____

_____

9. Leitungs- und Führungsebene

☐ sehr gut ☐ gut ☐ befriedigend ☐ ausreichend ☐ mangelhaft ☐ schlecht

_____

_____

_____

10. Dienstplanung

☐ sehr gut ☐ gut ☐ befriedigend ☐ ausreichend ☐ mangelhaft ☐ schlecht

_____

_____

_____

11. Hygiene

☐ sehr gut ☐ gut ☐ befriedigend ☐ ausreichend ☐ mangelhaft ☐ schlecht

_____

_____

_____

12. Ausbildung

☐ sehr gut ☐ gut ☐ befriedigend ☐ ausreichend ☐ mangelhaft ☐ schlecht

_____

_____

_____

13. Dokumentation

☐ sehr gut   ☐ gut   ☐ befriedigend   ☐ ausreichend   ☐ mangelhaft   ☐ schlecht

_____

_____

_____

14. Offene Angaben:

_____

_____

_____

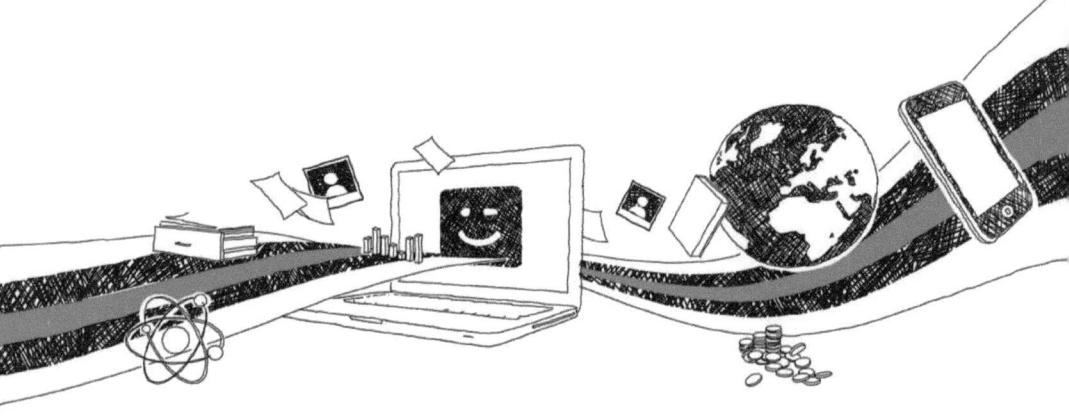
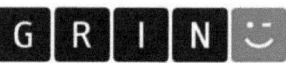